Dʳ PONZIO
PARIS

LA TUBERCULOSE

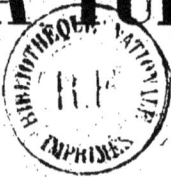

PULMONAIRE

SON TRAITEMENT

par une Nouvelle Tuberculine

PARIS
BRAIRIE J.-B. BAILLIÈRE & FILS
19, Rue Hautefeuille, 19

1900

Dʳ PONZIO

PARIS

LA TUBERCULOSE PULMONAIRE

SON TRAITEMENT

par une Nouvelle Tuberculine

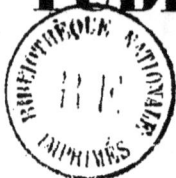

PARIS

LIBRAIRIE J.-B. BAILLIÈRE & FILS

19, Rue Hautefeuille, 19

1900

LA

TUBERCULOSE PULMONAIRE

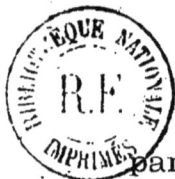

SON TRAITEMENT
par une Nouvelle Tuberculine

ÉTAT ACTUEL DE LA QUESTION

De toutes les maladies qui désolent l'humanité, et creusent dans les familles les vides les plus nombreux comme les plus prématurés, la tuberculose pulmonaire est, sans contredit, celle qui s'est acquis la plus triste renommée de faucheuse d'existences, laissant bien loin derrière elle fièvre typhoïde, variole, diphtérie et toutes les épidémies les plus meurtrières.

Ses ravages sont faciles à évaluer : c'est pour une moyenne de 20 % de décès qu'elle s'inscrit chaque année en tous pays sur leurs tables de mortalité, et, quant à nous, en dehors du peu de fécondité de nos mariages, c'est à elle que nous devons, en très grande partie, la cause de la dépopulation de la France.

En présence de ces navrantes réalités, du sein des sociétés savantes, des hôpitaux, des dispensaires particuliers est parti, depuis quelques années, comme un cri d'alarme ; faisant cause commune avec la presse médicale, la presse politique l'a répercuté ; contre ce fléau une sorte de ligue des intelligences s'est formée, en attendant celle des bonnes volontés capables de leur apporter un concours matériel ; quelques hommes publics se sont émus eux aussi de ce mouvement de croisade, et c'est ainsi qu'un membre de la Chambre des Députés, M. Audiffred, en prenant résolument la tête, adressait, dès les premiers jours de juillet dernier, un pressant appel à l'initiative privée, pour doter les laboratoires de notre pays des capitaux qui leur manquent, pour faire sans retard œuvre de salut public.

« J'ai l'honneur, disait le député de la Loire, dans une longue lettre aux journaux, de solliciter votre concours en vue d'une souscription publique, destinée à procurer à nos savants les ressources pécuniaires, qui leur sont nécessaires, pour la découverte de nouvelles méthodes de traitement des maladies infectieuses. »

Et faisant, lui aussi, parler les chiffres :

« La France, ajoutait-il, perd chaque année par le fait de ces maladies 240.000 personnes, à peu près le double de ce que lui a enlevé la guerre de 1870, et, dans ce terrible contingent, la tuberculose figure pour 160.000 décès. »

Statistique, trop éloquente en son triste enseignement, pour laisser plus longtemps place à l'indifférence, et, d'autre part, rien de plus juste que cet encouragement d'un membre du parlement français aux travailleurs de nos laboratoires, en présence des échecs successifs des divers traitements préconisés jusqu'à ce jour.

Nous avions pour notre compte, on le verra plus loin, répondu par avance à ces préoccupations et à cette invitation à de nouveaux travaux, qui n'est évidemment pas adressée aux seuls laboratoires officiels.

Si, de toutes les maladies, la tuberculose pulmonaire est celle qui a jeté bas le plus de victimes, c'est aussi une de celles qui ont le plus fréquemment éveillé l'esprit de recherches, et soutenu la combativité scientifique du corps médical. Mais que d'insuccès dans l'obscurité de ces recherches ; ils en ont jalonné la route.

Des révulsifs, tels que vésicatoires, teintures d'iode, pointes de feu, dont l'emploi répondait bien à cette idée première que la tuberculose pulmonaire était une inflammation particulière du poumon, on est passé à l'usage de tous les médicaments internes, que la pharmacopée la plus ingénieuse ait sortis de ses bocaux, pour les faire pénétrer jusqu'à l'organe malade en baumes adoucissants. En pilules, capsules, pastilles, poudres ou potions, le goudron et le soufre, l'aconit et la belladone, le laurier cerise et la codéine, sont allés, après de loyaux mais inutiles services, rejoindre les révulsifs au salon des refusés.

Les eaux minérales de Cauterets, d'Allevard, du Mont-Doré, etc., avaient eu leur tour de vogue, grâce à de louables mais passagères améliorations ; les inhalations et pulvérisations de différentes essences résineuses en avaient pris leur part ; les inspirations d'air comprimé et d'acide fluorhydrique avaient attiré un moment l'attention ; le soleil des côtes de la Méditerranée, des bords du Nil ou de Madère avaient continué à se voir mis en ordonnances, sans que le fléau se fut jamais arrêté pour autant dans sa marche dévastatrice, lorsque, il y a déjà dix-sept ans, le professeur Koch, de Berlin, posa un principe nouveau, qui devait ouvrir une autre voie aux investigations un peu désordonnées de la thérapeutique moderne. Il venait de découvrir, en mai 1882, par des expériences indiscutables, que la tuberculose pulmonaire relevait, non plus d'une inflammation particulière du poumon, mais d'une infection de cet organe, provoquée et propagée par un bacille spécial, que la science médicale a baptisé du nom du savant allemand.

Après avoir si heureusement mis la main sur la cause animée de la maladie, Koch crût en avoir découvert le remède, et point n'est besoin de rappeler longuement ici quel énorme retentissement eut dans le monde entier la nouvelle, émouvante pour tant d'intéressés, que la tuberculine de Koch allait enfin délivrer l'humanité de l'un de ses plus implacables ennemis.

Mais, soit que ses expériences de laboratoire eussent été cette fois incomplètes, soit que l'impatience de hautes influences trop pressées de proclamer la victoire de l'Allemagne sur le terrible bacille l'eut troublé dans ses travaux, Koch ne nous livra pas le bon remède, et les déceptions, que causèrent les insuccès de sa tuberculine, dépassèrent les espérances qu'elle avait fait naître.

Elles les dépassèrent si bien, qu'elles en furent injustes. Avec cette nervosité, que l'humanité met toujours à brûler inconsidérément le lendemain ce qu'elle avait encensé la veille, sans plus de réflexion, on rejeta le principe de la découverte du remède de Koch, malgré son exactitude scientifique, et, au lieu de chercher à en corriger les applications, on s'empressa de recourir à tous les antiseptiques, que la découverte du microbe infectieux et contagieux semblait devoir prescrire dans la cure de la tuberculose pulmonaire.

Cette fois encore, ce fut en pure perte que l'on pensa avoir trouvé l'oiseau rare. Ni l'acide phénique, ni l'iode, ni l'iodoforme, ni le naphtol, ni le gaïacol, ni la créosote, ni leurs succédanés, en dehors des expériences *in vitro*, n'ont jamais affirmé de guérisons, qui aient permis de proclamer leur efficacité spécifique. Et, alors, devant tous ces flacons brisés, en l'absence de tous remèdes, en désespoir de cause, on a fini par demander à la suralimentation, à l'aération permanente des appartements, à l'air des montagnes respiré à pleins poumons, à l'hygiène en un mot et à la prophylaxie, des cures, que n'avaient su obtenir aucune des précédentes tentatives.

On a beaucoup essayé de suralimenter les malades, dans ces dernières années ; on leur a fait respirer beaucoup d'air, et du meilleur, dans les champs et sur les montagnes ; on les a tenus le plus possible à l'écart des poussières et des miasmes ; et, cependant, quand on jette les yeux sur la dernière *Statistique Sanitaire des Villes de France et d'Algérie*, publiée par la Direction de l'Hygiène Publique au Ministère de l'Intérieur — celle de 1897 —, et qu'on remonte à cinq ans en arrière, pour juger les résultats acquis en ce laps de temps (ces résultats ne portent que sur les villes de plus de 5.000 habitants, au nombre de 584 seulement, aucuns renseignements positifs n'ayant jamais été obtenus des autres communes), on lit ces chiffres décevants :

Tuberculose Pulmonaire

En 1893 .... 31.025 décès
En 1897 .... 31.316 décès

On devrait même voir dans ces chiffres une légère augmentation des décès de 1897 sur ceux de 1893, s'il ne fallait faire la part de la petite augmentation de population, qui s'est produite chez nous entre le recensement de 1891 et celui de 1896.

En constatant la quasi équivalence des décès par tuberculose pulmonaire dans ces deux statistiques, faites à cinq ans d'intervalle, il faut donc reconnaître que tous les traitements employés jusqu'à ce jour contre cette maladie ont pu souvent consoler les malades par l'espoir que leur nouveauté portait en eux, mais que tous ces traitements, pure hygiène et pure prophylaxie comprises, ne les ont pas empêchés d'aller plus ou moins lentement, plus ou moins doucement si l'on veut, mais tout aussi sûrement qu'autrefois à l'issue fatale, que leur avait assignée le bacille de Koch.

Tel était bien le sentiment de notre éminent doyen de la Faculté de Médecine de Paris, M. le professeur Brouardel, lorsque, le 15 septembre dernier, au *Congrès de l'Association Française pour l'avancement des Sciences,* tenu à Boulogne-sur-Mer il disait que, si la Science Médicale commençait à avoir raison de la fièvre typhoïde, de la variole, de la diphtérie, etc., etc., par contre, la tuberculose pulmonaire avait jusqu'à présent défié tous ses efforts, et que c'est sur ce champ de bataille qu'il fallait désormais porter la lutte.

Est-ce à dire qu'en poursuivant la découverte de nouveaux traitements, on doive faire table rase des enseignements fournis par l'application des mesures de prophylaxie et d'hygiène dans les établissements, où on les a adoptés comme dernier terme des progrès de la thérapeutique ? Loin de là. Nous estimons, au contraire, nous affirmons bien haut que ces mesures d'hygiène sont une condition de succès dans la lutte contre la tuberculose pulmonaire, mais qu'elles n'en sont qu'une des conditions, et nous tenons pour précieuse vérité scientifique à cet égard, ce que disait M. le docteur Bucquoy, dans la séance de l'Académie de Médecine du 20 juin de cette année, au sujet d'un remède présenté par un de nos confrères contre cette maladie :

« Je me range entièrement à l'avis de mon collègue Landouzy, quand il proclame la nécessité des associations thérapeutiques en matière de tuberculose pulmonaire. A la fameuse trilogie : repos étendu, respiration en air libre, alimentation substantielle, sur laquelle repose le traitement hygiénique, appliqué d'une manière trop exclusive dans les sanatoriums les mieux organisés, il faut ajouter le traitement médical proprement dit, qu'on est trop disposé aujourd'hui à discréditer. »

La cause est donc ainsi entendue. Cure de la tuberculose pulmonaire dans des sanatoriums, pour les malades, qui ne disposent pas chez eux, loin des villes, de locaux aménagés selon les derniers progrès de l'hygiène, mais avec un traitement médical, sans lequel les sanatoriums ne peuvent pas donner les résultats que l'on attend d'eux.

Quel est pour nous ce traitement, auquel l'hygiène ne doit apporter que le concours, l'adjuvant du repos, de l'air pur, et d'une abondante alimentation ? C'est ce que nous nous proposons d'exposer et de démontrer, avec quelques preuves à l'appui.

LA NOUVELLE TUBERCULINE

En venant proposer à nos confrères de traiter la tuberculose pulmonaire par une nouvelle tuberculine, et leur dire que cette tuberculine est susceptible d'en amener la guérison dans la plupart des cas et une amélioration durable dans certains cas déjà trop avancés, nous ne nous dissimulons pas que nous allons nous heurter chez eux à un sentiment d'incrédulité ou de méfiance. Et cependant, quoique ce sentiment se justifie par l'entité de la maladie comme par les déceptions nombreuses causées par l'impuissance de la thérapeutique, nous n'hésitons plus à le faire aujourd'hui, parce que notre proposition se base sur des faits et des preuves, c'est-à-dire sur les meilleurs des arguments.

Atteindre dans le poumon la vitalité du bacille, l'anéantir, le tuer sans toutefois léser l'organe qui l'héberge, eut été la meilleure solution, qu'aurait pu recevoir cette importante question de thérapeutique spéciale. C'est sur cette voie, que le professeur Koch a voulu s'engager, avec l'idée directrice de l'application de ses tuberculines, et il faut convenir que, dans certains cas de lupus et de tuberculoses externes où les bacilles sont en petit nombre, ont une vitalité moindre et où les dangers d'une réaction violente sont moins à craindre, quelques cures ont été couronnées de succès. Mais, nous n'ignorons pas que le bacille de Koch offre une résistance remarquable aux modifications du milieu où il se trouve, et vouloir produire dans le poumon une réaction semblable, provoquer un processus de nécrose qui aboutisse à l'élimination des portions du poumon atteintes de tuberculisation, pour en expulser du même coup les bacilles, c'est risquer la vie du malade, pour essayer de triompher du mal.

La tuberculose pulmonaire ne peut se guérir que par deux modalités : la dégénérescence fibreuse ou la dégénérescence calcaire ; telle est la guérison naturelle que l'on observe quelquefois, et elle s'opère toujours sans réactions vives, sans production d'autres phénomènes morbides, tout en demandant un certain temps pour s'accomplir. Imiter la nature, l'aider dans ses efforts, c'est faire œuvre prudente et sage ; les tuberculines de Koch ne sauraient atteindre ce résultat. Pourquoi ? Probablement parce que leur mode de préparation est demeuré défectueux, ou parce que ces produits, par leur excès d'énergie, produisent un effet, qui se rapproche trop de l'action physiologique, mode spécial d'agir de la substance elle-même sur l'être vivant, en s'écartant trop des effets thérapeutiques qu'elle devrait produire en tant que médicament.

Et néanmoins, il faut encore le reconnaître, le professeur Koch, en appliquant la tuberculine au traitement de la tuberculose, s'est inspiré de la méthode de Pasteur, si féconde en résultats dans un grand nombre de maladies infectieuses ou contagieuses, produites par des virus ou des microbes pathogènes, qu'elle prévient ou guérit sous certaines conditions.

*
* *

De ce qu'on se trouvait en présence de résultats déconcertants, dûs à une de ces erreurs scientifiques, sur lesquelles les intelligences les mieux organisées ont souvent grand' peine à revenir, fallait-il abandonner cette voie ouverte à la vérité thérapeutique en cette matière. L'esprit humain se refuse à ces défaillances, quand mille exemples prouvent, au contraire, que l'opiniâtreté dans les entreprises vient à bout de toutes les difficultés. Nous avons donc pensé qu'il y avait un nouvel effort à tenter ; sans tarder, nous avons entrepris des études personnelles sur la cure de la tuberculose pulmonaire, d'après les méthodes pasteuriennes ; cinq ans de suite, sans nous laisser rebuter par les obstacles qui se sont souvent présentés, nous les avons poursuivies ; aujourd'hui, nous pensons avoir touché au but.

C'est après avoir procédé à des expériences répétées sous les yeux de quelques confrères, qui nous ont fait l'honneur de les suivre, c'est après avoir reçu, de quelques autres, communication des résultats probants, qu'ils ont obtenus dans la pratique de notre traitement sur leurs malades, tant en France qu'à l'étranger, que nous croyons ne pas devoir en différer plus longtemps la publication.

Et tout d'abord, indiquons nos modes de préparation et d'emploi, pour bien démontrer que nous avons procédé dans la recherche de notre tuberculine, selon les règles les plus scientifiques.

Mode de Préparation [1]

Des bouillons de viande de bœuf, peptonisés à 3 %, glycérinés à 5 %, filtrés et stérilisés, sont distribués dans des flacons à large surface. Ils y sont stérilisés une seconde fois, puis ensemencés avec des cultures pures de tuberculose humaine. Les flacons sont ensuite placés dans une étuve, à la température constante de 38°, où ils restent tout le temps nécessaire pour obtenir des cultures d'intensité moyenne.

Arrivées à ce point — que, *seule, une longue pratique permet de reconnaître* — ces cultures sont chauffées à l'autoclave à 110°, puis elles subissent une première filtration sur papier, et une deuxième sur porcelaine et sous pression.

Le filtrat, exempt de bacilles, est concentré dans le vide jusqu'à réduction de 8 % du volume des bouillons, sur lesquels l'ensemencement a été fait. Le produit obtenu est de consistance sirupeuse; nous y ajoutons, pour chaque volume, neuf volumes d'un mélange à parties égales de glycérine neutre à 30° et d'eau distillée.

Bien que l'extrait soluble obtenu soit parfaitement miscible avec le véhicule employé, nous soumettons, *à dessein*, ce mélange à l'action d'un appareil à succussion qui imprime à la masse, pendant un certain temps, un nombre de secousses rapides.

Ce mélange, que nous désignons par le n° 0, est encore filtré sur porcelaine, et nous sert de base pour préparer les *seuls titres, auxquels notre tuberculine doit être employée*, conformément aux règles exposées ci-après.

Ces titres sont au nombre de trois, et portent respectivement les n°s 1, 2, 3.

On obtient le n° 1, en mélangeant un volume du n° 0 avec neuf volumes du véhicule employé pour préparer ce n° 0;

Le n° 2 se prépare, en mélangeant un volume du n° 1 avec neuf volumes du véhicule précédent;

Enfin, le n° 3 s'obtient, par le mélange d'un volume du n° 2 avec neuf volumes du même véhicule.

Chaque mélange doit être pratiqué sur de petites quantités à la fois (20 c.c. au maximum), et être soumis aux mêmes procédés de succussion et de filtration sur porcelaine que le n° 0.

---

[1] Communication à l'Académie de Médecine ; séance du 23 mai 1899.

Ces trois titres de notre tuberculine, les n⁰ˢ 1, 2, 3, sont ensuite mis dans des ampoules de verre, de deux centimètres cubes chacune, scellées à la lampe ; on leur assure ainsi une conservation indéfinie.

Réponse à une objection. — Une objection, qui peut venir à l'esprit de ceux qui liront cet exposé de notre technique de laboratoire, a été déjà présenté par un de nos maîtres. Nous croyons devoir la citer ici et y répondre :

« L'extrait, que vous donne la concentration dans le vide des « bouillons de culture, est un composé soluble parfaitement « miscible avec le véhicule employé. La succussion, à laquelle « vous soumettez les mélanges, ne constitue-t-elle pas dès lors « une opération inutile ? »

Voici notre réponse :

L'énergie d'une préparation dépend parfois des conditions toutes spéciales, dans lesquelles elle se fait ; puis, de la qualité de l'outillage, de la bonne préparation de la substance active, et enfin de la pureté des véhicules. On sait que certaines toxines microbiennes, agissent à des doses infinitésimales, et on a même soutenu que leur vénénosité n'était pas dûe à des matières spécifiques, mais bien à une vibration, à un ébranlement que le microbe imprime à la molécule, qui acquiert alors ses qualités nocives. (1)

Eh bien, la succusion énergique et méthodique de notre tuberculine, préparée dans les conditions ci-dessus, produit entre ses molécules des vibrations, qui augmentent sa force médicatrice. Nous ne saurions donner sur cette augmentation de puissance médicatrice une explication théorique complète, mais l'expérience nous a invariablement prouvé son existence.

Effets de notre tuberculine dans la tuberculose expérimentale et dans la tuberculose humaine

Cobayes sains. — Les n⁰ˢ 3 et 2, à la dose de deux à cinq centimètres cubes, ne produisent aucun effet appréciable ; le n⁰ 1, à la dose de trois centimètres cubes, détermine quelquefois, dans les membres postérieurs, un engourdissement qui se dissipe rapidement. Pas d'élévation de température.

---

(1) Armand Gautier. — *Les toxines microbiennes et animales.*

Cobayes tuberculisés. — Ces cobayes sont tuberculisés soit avec des matières tuberculeuses, soit avec des cultures, et traités à partir du huitième jour par des injections successives des n°s 3, 2 et 1. Le processus local, au point où se fait la tuberculisation, reste généralement stationnaire ; il y a eu rarement résorption. Dans les organes internes, l'infection se propage lentement ; les animaux augmentent de poids, et survivent de 1 à 4 mois aux cobayes témoins.

Cobayes en essai d'immunisation. — Mêmes résultats qu'avec les cobayes tuberculisés.

Hommes tuberculeux. — Les injections ne sont pas doulou-reuses ; l'absorption se fait en quelques heures. Dans aucun des nombreux cas traités par plusieurs de nos confrères et par nous, nous n'avons jamais noté de réaction locale ou de phénomènes généraux, même après des injections du n° 1, répétées journel-lement. Améliorations remarquables et guérisons nombreuses obtenues à tous les degrés de la phtisie chronique. Résultats beaucoup moins certains dans la phtisie aiguë, vulgairement appelée phtisie galopante ; nous les regardons comme nuls dans la tuberculose aiguë, où les granulations tuberculeuses sont tellement confluentes, l'asphixie et la mort si rapides que les dégénérescences secondaires, les ulcérations du poumon, com-pagnes des phtisies, n'ont pas le temps de se produire.

Discussion de ces effets

Un fait est à signaler, et nous nous empressons de le faire pour répondre aux objections qu'il pourrait soulever. C'est la différence des effets que produit notre tuberculine, suivant que les injections en sont faites sur le cobaye ou sur l'homme.

Cette différence est bien facile à expliquer. Nous savons, en effet, que tous les animaux, l'un par rapport à l'autre, et l'homme par rapport aux animaux, ne réagissent pas d'une façon identique à l'action physiologique ou thérapeutique d'un même agent. Le lapin, le cobaye et d'autres herbivores peuvent, par exemple, se nourrir exclusivement de feuilles de belladone, et pendant longtemps, sans éprouver aucuns accidents graves de l'ingestion d'une plante aussi vénéneuse ; mais, que l'homme mange de l'un de ces animaux qui s'en sont nourris, et il sera toujours sujet à des accidents graves, quelquefois mortels.

On peut injecter à un lapin jusqu'à 0,50 centigrammes d'atropine sans que la mort s'en suive, tandis que chacun de nous sait que la dose de 0,05 centigrammes de cette même substance produira chez l'homme de graves désordres et que 0,10 centigrammes détermineront chez lui fatalement la mort.

Un chien de taille moyenne succombe sous l'action de 0,02 centigrammes de colchichine ; il en faudra 0,03 centigrammes pour tuer le lapin ou l'homme.

Les expériences du docteur Müller, de Victoria (Australie), sont, au point de vue même de cette discussion, du plus grand intérêt, confirmées du reste qu'elles sont par les recherches de Troost et de Fékistoff. Ces expériences et ces recherches ont, en effet, démontré que la strychnine est un antidote du venin des serpents, et que l'homme, piqué par un de ces reptiles, peut supporter des doses considérables de strychnine, qui lui seraient fatalement mortelles à l'état sain. Or, le docteur Müller a traité par cette méthode un grand nombre de personnes, qui, ainsi piquées par des serpents venimeux, étaient, sans presque plus de pouls ni de respiration, sur le point de mourir, et les a toutes sauvées. Son traitement a donc eu un plein succès. Et cependant, quand il a voulu en faire l'essai pour sauver des chiens également mordus par des serpents venimeux, quand ces mêmes essais ont été tentés à Calcutta et à Londres dans les mêmes conditions sur des chiens infectés par le même venin, le docteur Müller ainsi que ses confrères de Calcutta et de Londres, n'ont obtenu que les résultats les plus négatifs. La strychnine, souveraine chez l'homme, n'agissait plus du tout chez ces animaux.

Il est non moins bien prouvé aujourd'hui que certains sérums, qui donnent de bons résultats sur les animaux, restent sans aucuns effets sur l'homme. Ainsi, la sérothérapie, qui, dans les laboratoires agit de la façon la plus satisfaisante sur les animaux, est restée à peu près impuissante sur l'homme dans la fièvre typhoïde, le typhus et la pneumonie (1).

Il y a lieu de remarquer, en outre, que les effets immunisants d'un sérum ne s'accordent pas toujours avec ses effets curatifs.

Prenons, par exemple, le sérum antitétanique, dont la puis-

---

(1) Institut Pasteur. Tome VI, page 749, t. VII, page 91,

sance antitoxique est surprenante. Un gramme de ce sérum est capable de neutraliser les effets d'un kilogramme de la culture tétanique la plus virulente, dont deux gouttes seulement suffisent pour tuer un cheval sain du poids de 400 kilogrammes. Ce gramme de sérum antitétanique, saturant un kilogramme de toxine, protège donc contre elle 4 millions de kilogrammes de cheval. Si les effets, produits sur le cheval, se reproduisent exactement sur l'homme, 4 millions de kilogrammes d'homme, ou 60 mille hommes environ peuvent être préservés par un gramme de ce sérum (1). Et, cependant, si on l'applique à l'homme ou à l'animal atteint de tétanos *déclaré*, il se montre mpuissant à le guérir, en dépit de son merveilleux pouvoir immunisateur. La raison en est qu'à l'apparition des premiers symptômes du mal confirmé, la toxine a déjà modifié les centres nerveux et que le sérum ne peut supprimer ces modifications (2).

Enfin, bien que la mort par phtisie soit la terminaison naturelle de la tuberculose chronique chez l'homme, le tubercule peut quelquefois guérir sous le seul effort de la nature par la dégénérescence calcaire ou fibreuse, et cet effort peut être puissamment secondé par l'hygiène et la suralimentation. Ces exemples de guérison naturelle ne se rencontrent pas chez le cobaye tuberculisé, qui, de par cette tuberculisation, est fatalement voué à la mort, tant est grande sa sensibilité à l'infection.

Tous ces faits, et d'autres encore que nous aurions pu citer à l'appui de notre dire, si nous n'avions craint d'en encombrer cette discussion, nous permettent de conclure que les vaccins, sérums, toxines atténuées ou modifiées, sur lesquels sont érigées les méthodes de la sérothérapie et de la bactériothérapie, diffèrent essentiellement les unes des autres, suivant l'être vivant auquel on les applique, suivant le moment de leur application. La vérité n'est pas une pour toutes. Chaque règle comporte ses exceptions.

Ainsi se trouve prise en défaut d'exactitude la doctrine, qui voudrait imposer, comme vérité intangible, cette affirmation que le produit qui ne guérit pas ou n'immunise pas complè-

---

(1) Compte-rendu de l'Académie des Sciences, T. CXX, page 1181.
(2) Communications de MM. Quenu, Beurnier, Belin, Chaput, Ricard, Jaboulay.

tement l'animal, doit être rejeté comme ne pouvant pas donner de résultats chez l'homme. Non, à notre humble avis, il n'y a pas lieu d'admettre, dans le cas spécial du moins qui nous occupe, que le cobaye doit être, pour nous servir d'une expression un peu osée, la pierre de touche des tuberculines.

Telle est la raison pour laquelle, tout en ayant procédé nous-même à des expériences sur les cobayes, pour suivre la marche indiquée jusqu'à ce jour dans les travaux de cette nature, nous n'avons accepté les données fournies par ces expériences qu'à titre de premières indications ; elles ne devaient ni nous lier, ni nous arrêter dans nos investigations, et, bien nous en a pris. puisque nous avons fini par obtenir sur l'homme des résultats, qui nous ont donné toute satisfaction.

Mode d'emploi

Le traitement de la tuberculose pulmonaire par notre tuberculine, doit toujours être commencé par une série de six injections du titre n° 3 ; elles ont surtout un but et un effet préparatoires.

Ce n'est qu'après la sixième injection du n° 3, qu'on passe à celles du titre n° 2, dont on doit continuer l'emploi jusqu'à constatation d'une amélioration bien appréciable, tant au point de vue des lésions que de l'état général. Cette amélioration se manifeste assez promptement par la diminution de la toux, des expectorations, de la fièvre, de la dyspnée et des douleurs thoraciques ; par la disparition des sueurs, l'augmentation de l'appétit et du poids du corps, enfin par le retour progressif des forces, et un sentiment de bien-être général plus accentué.

Pour maintenir le malade dans cette voie, et l'amener progressivement à la guérison, il importe de poursuivre régulièrement les injections ; il faut bien se garder de les suspendre, si l'amélioration attendue ne se manifeste pas immédiatement. Notre tuberculine *agit sans réaction vive, par la continuité de son emploi, et avec d'autant plus d'efficacité, que le traitement aura été entrepris plus tôt.*

Enfin, ce n'est qu'après la constatation évidente de cette amélioration que l'on procède aux injections du titre n° 1, que l'on doit continuer jusqu'à guérison.

En règle générale, toutes ces injections doivent être faites à quatre jours d'intervalle, mais cet intervalle peut être réduit à trois, et même à deux jours, selon l'accoutumance et l'état du malade.

Ces injections ne sont nullement douloureuses; elles ne déterminent ni accidents locaux, ni phénomènes généraux, *à la condition expresse de les faire aseptiquement*. Nous les pratiquons d'ordinaire en arrière du grand trochanter, mais elles peuvent aussi se faire sous la peau des flancs ou du dos. Eviter de les pratiquer là où une injection précédente aurait laissé un noyau d'induration.

* ***

Sur les nombreuses observations recueillies, tant par quelques-uns de nos confrères que par nous, nous nous bornons à en publier quelques-unes dans le chapitre suivant, qui permettront d'apprécier les résultats de notre traitement.

OBSERVATIONS

Du Docteur AILLAUD, de La Ciotat (B.-du-Rhône).

Observations, transmises à l'*Académie de Médecine de Paris*, sur trois cas de tuberculose pulmonaire traités par la tuberculine du docteur Ponzio, par le docteur Ch. Aillaud, de La Ciotat, qui s'exprime en ces termes, au début de sa communication à M. le Président de cette société savante : [1]

« Au mois de novembre 1897, j'appris par un de mes confrères que le docteur Ponzio (de Paris) traitait la tuberculose pulmonaire par une nouvelle tuberculine préparée par lui.

« A cette époque j'étais très occupé de la santé de deux personnes très chères, atteintes de cette maladie. Je partis immédiatement pour Paris, afin d'aller me renseigner auprès du docteur Ponzio et observer moi-même les malades qu'il traitait à son laboratoire. Le docteur Ponzio se mit à ma disposition avec une courtoisie et une franchise dont je lui serai éternellement reconnaissant, et encouragé par ce que je vis et ce que j'observai, je revins à La Ciotat et commençai le traitement sur mes chers malades.

« Les résultats obtenus furent tellement surprenants, après quelques mois, que je commençais à traiter de la même façon d'autres malades atteints de tuberculose pulmonaire. Parmi ceux-ci, j'ai eu le bonheur de guérir un jeune homme qui était abandonné de tous les médecins et que sa famille elle-même considérait comme perdu. Ce sont ces trois observations que j'ai l'honneur d'adresser à l'Académie de Médecine pensant qu'elles pourront intéresser la haute Assemblée que vous présidez ».

Observation I

M. A., 22 ans, célibataire, atteint de tuberculose pulmonaire depuis l'âge de 17 ans.

Ce jeune homme a été soumis à tous les traitements habituels : Mont-Dore, cure d'air, créosote, gaïacol iodoformé (Picot), hygiène, repos absolu, et en dernier ressort par le sérum du professeur Maragliano qui, non seulement ne m'a pas donné de succès, mais encore

---

[1] Bulletin de l'Académie de Médecine. Séance du 20 décembre 1898.

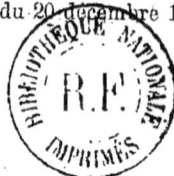

a occasionné des accidents très graves, qui m'ont obligé à en abandonner l'emploi.

Au moment, où j'ai commencé le traitement par la tuberculine du docteur Ponzio, l'état du malade était le suivant : Craquements secs et râles humides à petites bulles sur le devant de la poitrine au niveau de la région sous-claviculaire gauche. En arrière, et du même côté, râles muqueux à bulles un peu plus grosses étendus aux fosses sus et sous-épineuses ; à la région axillaire, souffle et râles à grosses bulles dans un espace assez restreint indiquant une formation cavitaire. Toux très fréquente, expectoration muco-purulente très abondante, fièvre vespérale (38° 5 à 39°), anorexie, dyspepsie continue, amaigrissement considérable et faiblesse effrayante. Cet état a été constaté par plusieurs de mes confrères de Marseille et de La Ciotat.

Le traitement a été commencé le 15 décembre 1897, en suivant les règles indiquées par le docteur Ponzio. Le malade a reçu sans interruption, depuis lors jusqu'à ce jour, deux injections par semaine.

Un mois après le début du traitement, l'état général commençait à s'améliorer ; la fièvre avait disparu, la toux et l'oppression avaient diminué. Le malade dormait très bien et l'appétit revenait franchement, ce qui ne s'était pas produit depuis cinq ans, le malade n'ayant jamais eu faim un seul jour. Cinq mois après, c'est-à-dire au mois de mai 1897, il avait engraissé de cinq kilogrammes et les forces étaient tellement revenues que je l'envoyais à Paris pour que le docteur Ponzio put constater lui-même les heureux résultats de son traitement. Le malade fut examiné, en cette circonstance, par plusieurs médecins de La Ciotat, de Marseille et de Paris, qui constatèrent non seulement le changement opéré dans l'état général, mais encore les améliorations surprenantes survenues dans les lésions pulmonaires que j'ai signalées plus haut. Les râles muqueux avaient presque tous disparu, le point axillaire, où il y avait du souffle et des râles à grosses bulles, s'était modifié et on entendait à la place un bruit analogue à un frottement, et un souffle très doux. Cet état s'est maintenu et je continue à appliquer le traitement du docteur Ponzio à l'exclusion de tout autre, persuadé qu'en persévérant j'arriverai à un résultat plus satisfaisant encore.

« Si l'on veut tenir compte de la durée de la maladie, datant de six ans, de l'étendue et du degré des lésions, du mauvais état général du malade lorsque le traitement fut commencé, on verra que les résultats obtenus sont excellents. Ils ont d'ailleurs étonné tous les médecins, qui ont été appelés à les constater. »

Observation II

Mademoiselle .X., 18 ans. Tuberculose pulmonaire datant de quelques mois, ayant débuté par un état fébrile accompagné de toux sèche, anorexie, faiblesse très grande, mais sans que l'auscultation révèle aucun signe. Ce n'est que deux mois après ce début, au mois de décembre 1897 que survient une hémoptysie très abondante, à la suite de laquelle on commence à percevoir au sommet du poumon gauche, devant et derrière, des craquements secs : toux fréquente, expectoration, pas de fièvre.

Le traitement du Dr Ponzio est commencé le 5 janvier 1898 et continué jusqu'au 5 mai. Pendant ces deux premiers mois du traitement, l'état de la maladie est resté stationnaire ; faiblesse, anorexie ; mais, à partir du troisième mois, la toux et l'expectoration ont commencé à diminuer, l'appétit est revenu et les forces avec. Au 1er avril suivant, la toux et l'expectoration ont disparu ; augmentation de poids de 3 kilogrammes, et les forces sont si rapidement revenues que la malade qui ne pouvait pas sortir, sans être obligée de s'asseoir après avoir parcouru cent mètres, devient une marcheuse intrépide et fatigue les personnes qui l'accompagnent. L'auscultation, pratiquée vers la fin avril par plusieurs confrères, permet de constater la disparition complète des craquements secs, la respiration reste simplement un peu rude au sommet gauche.

Le traitement a été terminé le 5 mai. Cette jeune fille a été auscultée à Paris, vers la fin mai, par des confrères éminents qui ont pu constater la guérison complète. Depuis lors, cette jeune fille est en bonne santé et n'a plus eu le moindre signe inquiétant.

Observation III

Cette troisième observation concerne le nommé Audiffren, de La Cadière (Var), âgé de 20 ans.

Lorsqu'il vint me voir pour la première fois, il était considéré comme perdu. Le sommet du poumon gauche était pris ; râles secs et humides, fièvre continue, ascite considérable dùe probablement à une péritonite tuberculeuse, amaigrissement profond et faiblesse tellement grande, que le malade venait de La Cadière à La Ciotat en landau, ne pouvant supporter le voyage en chemin de fer.

Ce malade était soumis au traitement suivant : Chlorhydro-phosphate de chaux créosoté, lavements créosotés, applications de teinture d'iode sur le ventre ; régime lacté, ne pouvant supporter aucune autre alimentation. Je fis suspendre tout ce traitement et je commençai celui du D' Ponzio, le 18 juillet 1898.

L'amélioration fut tellement rapide que, un mois après, la fièvre et l'ascite avaient disparu, l'appétit était revenu, plus de toux, augmentation de poids. Il restait quelques craquements secs au sommet gauche. J'ai continué le traitement jusqu'au 8 novembre 1898. Il ne restait plus à cette époque qu'un petit point de respiration rude sous-claviculaire, perceptible seulement dans les grandes inspirations, et j'ai dû arrêter le traitement parce que ce jeune homme est parti faire son service militaire. Pour que l'on ait quelques ménagements pour lui, je l'ai chargé de remettre une note explicative que j'ai adressée au médecin de son régiment.

C'est là un résultat remarquable, dont la famille et toute la population de La Cadière ont été émerveillés. Je suis persuadé qu'avec tout autre traitement le malade serait mort actuellement.

« En soumettant ces trois observations à la haute appréciation de l'Académie de Médecine, observations rédigées simplement au point de vue pratique, j'espère pouvoir démontrer que la tuberculine du D' Ponzio est capable de guérir la tuberculose pulmonaire au début, et de l'améliorer de telle sorte, même lorsqu'elle date depuis plusieurs années, que l'on peut considérer les résultats comme absolument satisfaisants. C'est un traitement d'une simplicité très grande et d'une innocuité absolue. J'ai pratiqué plusieurs centaines d'injections de cette tuberculine et j'affirme que jamais aucune d'elles n'a déterminé aucun phénomène local ni général, immédiat ou éloigné. Cela seul devrait suffire, à mon avis, pour faire entrer ce traitement dans la pratique courante.

« La Ciotat, le 15 décembre 1898.   D' CH. AILLAUD. »

La Ciotat, 20 septembre 1899.

Mon cher Confrère,

Je vous envoie encore trois observations concernant des malades traités par votre tuberculine. J'espère que vous en serez satisfait. Puissent-elles faire une digne figure à côté de celles que vous possédez déjà.

Je vous prie de remarquer, dans l'observation de Jules E. de La Cadière, combien les effets du traitement ont été longs à s'affirmer. Cela prouve *qu'il faut savoir persister et ne pas se laisser aller au découragement, si l'amélioration que l'on poursuit tarde à se produire.* Ne serait-il pas utile, dans l'intérêt des malades et des médecins, d'insister sur ce fait afin de mettre en garde les confrères qui essayeront votre traitement?

Votre bien dévoué.

Dr Ch. AILLAUD.

Observation IV

M. C., âgé de 20 ans, demeurant à Aubagne (Bouches-du-Rhône), est malade depuis deux ans, mais il tousse et crache depuis longtemps sans y prendre garde. On ne s'est préoccupé de son état, que lorsqu'il a craché un peu de sang et en sentant ses forces diminuer.

Lorsque je le vois au mois de novembre 1898, je le trouve dans l'état suivant: Amaigrissement considérable, plus de forces, anorexie compliquée de dyspepsie. Dyspnée considérable à la moindre marche, toux et expectoration fréquentes, sueurs nocturnes. L'auscultation révèle des craquements secs et des râles humides à petites bulles dans tout le tiers supérieur du poumon gauche.

Le malade a suivi déjà plusieurs traitements sans résultats.

Je propose le traitement par votre tuberculine, qui est accepté et commencé immédiatement sous la direction de mon distingué confrère le Dr Gaymard, d'Aubagne, auquel je confie le malade.

Je revois le malade trois mois après, et je constate : *augmentation de poids de six kilog.* Appétit revenu et digestions normales. Les bruits stéthoscopiques sont tellement améliorés, qu'il faut que le malade exécute une inspiration très profonde, pour que l'on entende encore quelques rares craquements. La toux et l'expectoration ont diminué dans une très grande proportion. Plus de sueurs nocturnes.

Le malade est gai et peut faire de la marche sans éprouver de l'essoufflement.

Je conseille de continuer le traitement jusqu'au printemps prochain et d'aller faire ensuite un voyage en Suisse.

Actuellement, la situation de ce malade est excellente, et le docteur Gaymard le considère comme guéri.

Observation V

Madame X..., âgée de 23 ans, sœur hospitalière à l'hôpital de La Ciotat, a eu, depuis un an, deux hémoptysies. Depuis ce temps-là, elle tousse beaucoup ; à la moindre fatigue sa voix se voile. Expectoration assez abondante. Amaigrissement et faiblesse générale.

L'auscultation révèle au sommet du poumon gauche, en avant et en arrière, des craquements secs et quelques râles à petites bulles.

Dans les premiers jours du mois de décembre 1898, cette sœur se présente à ma visite. Je proposai, à la supérieure, de la soumettre à votre traitement anti-tuberculeux, ce qui fut accepté.

Le traitement fut commencé immédiatement par la tuberculine nº 3, continué par le nº 2 et terminé par six injections du nº 1 dans les derniers jours du mois de février 1899, époque à laquelle j'ai quitté le service à l'hôpital, pour le reprendre au mois de juillet dernier.

Quand je quittai le service à l'hôpital, à la fin février, l'état de la sœur était excellent ; la toux avait disparu, l'appétit était revenu, elle pouvait chanter et remplir toutes les fatigues de sa profession. L'auscultation révélait un peu de rudesse et de l'obscurité au sommet du poumon gauche, mais toute trace de râles secs et humides avait disparu.

Lorsque je repris mon service à l'hôpital, au mois de juillet, cet état s'était maintenu et se maintient encore. La sœur est en très bonne santé.

Observation VI

M. Jules E., âgé de 26 ans, à La Cadière (Var).

Son frère aîné est mort phtisique, il y a quelques années. Jules E. s'est toujours bien porté, lorsque le 15 mars 1899, à la suite d'un refroidissement, il est pris de fièvre et de toux suivie d'une hémoptysie très abondante. Je trouve le malade absolument prostré et le famille affolée, en présence de cette hémoptysie qui lui rappelle le fils qu'elle a déjà perdu.

Huit ou dix jours après, sous l'influence d'un traitement approprié, la fièvre et l'hémoptysie avaient disparu. Mais la toux persistait, l'appétit ne revenait pas, le malade restait pâle, amaigri et l'auscultation décelait au sommet du poumon gauche des craquements secs. L'expectoration était abondante.

Le malade et la famille demandèrent eux-mêmes le traitement par la tuberculine du Dr Ponzio.

Je commence le traitement le 31 mars 1899. Jusqu'à la 30me injection, à peu près, c'est-à-dire jusqu'au milieu du mois de juin, non seulement je n'obtiens aucune amélioration, mais le malade se sentait plus fatigué ; il maigrissait et toussait beaucoup, l'expectoration toujours très abondante. Il ne pouvait presque plus marcher ; la dyspnée était considérable. Tout à coup, et d'une façon rapide, à partir de la fin juin, tous ces symptômes diminuèrent d'intensité ; l'appétit revint tranchement ; le malade à partir de ce moment accusait une augmentation de forces. La toux diminua ainsi que la dyspnée. Le traitement fut continué avec exactitude et persévérance ;

Aujourd'hui, à la date du 20 septembre, ce malade est *absolument bien ;* il a augmenté de 8 kilog. Tous les symptômes locaux et généraux ont disparu, et le malade a repris ses occupations.

Du Docteur MARTINEZ, de Valence (Espagne).

Observations sur six cas de tuberculose pulmonaire traités par les injections de tuberculine du Docteur Ponzio, communiquées à l'*Académie de Médecine de Paris.*[1] par le Docteur Lorenzo Martinez, de Valence (Espagne).

Observation I

D. Francisco de P. Valles, procureur au tribunal, 38 ans, marié. Antécédents héréditaires nuls.

Antécédents personnels. — Pneumonie infectieuse en 1887, puis catarrhe pulmonaire chronique du sommet gauche, santé délicate, affaiblissement. Plusieurs médecins, des plus en renom, de Valence et de Barcelone déclarèrent le malade atteint de tuberculose pulmonaire. Traitements divers régulièrement suivis sans résultats appréciables.

Je fus appelé auprès de ce malade, à Villanueva-del-Gras, le 1er mai 1897. Je le trouvai alité, considérablement amaigri avec anorexie complète, soif, diarrhée, pouls fréquent et filiforme. Température vespérale, 39° 2, transpirations nocturnes abondantes, toux fréquente suivie d'expectoration muco-purulente. Poids : 58 kilog.

Je constatai, à la percussion, une zone de matité dans la région

---

[1] Bulletin de l'Académie de Médecine. Séance du 20 décembre 1898.

sous-claviculaire et dans la fosse sus-épineuse de côté gauche, et à l'auscultation, absence de murmure vésiculaire, râles sous-crépitants très nombreux. L'analyse bactériologique des crachats y révèle la présence de nombreux bacilles de Koch, groupés en nid et se colorant bien.

Je fis suspendre tous remèdes, recommandant seulement à l'entourage de nourrir le malade le plus possible et de vaincre par tout moyen sa répugnance pour l'alimentation. Le 4 mai, je fis la première injection avec la tuberculine nº 3, les continuant jusqu'à la sixième injection à quatre jours d'intervalle. A ce moment, une amélioration très sensible était constatée dans l'état général et dans les symptômes locaux, ce qui m'engagea à employer la tuberculine nº 2, sous l'influence de laquelle j'obtins la suppression complète de la fièvre, la diminution de la toux et la presque disparition de l'expectoration. Le malade entrait dans une franche et réelle amélioration, sans rechute d'aucune sorte.

Les injections de tuberculine nº 1, que je pratiquai ensuite à trois et deux jours d'intervalle, furent suivies du meilleur succès. En effet, j'ai eu la satisfaction de quitter ce malade à la fin août 1897 dans un état des plus satisfaisants. Plus de toux, ni d'expectoration, respiration normale. Poids du corps : 66 kilog.

Observation II

Mlle Elena Villanueva, 26 ans, modiste à Valence.

Antécédents héréditaires. Mère morte, il y a 4 ans, de phtisie ; un frère et une sœur, décédés presque en même temps de tuberculose aiguë.

Antécédents personnels. Tempérament lymphatique. Depuis quelque temps la malade toussait ; elle avait eu plusieurs hémoptysies, dont une abondante. Peu d'appétit, accès de fièvre assez fréquents.

La famille me fit appeler le 3 mai 1897. Je trouvai la malade alitée, reposant sur le côté droit, seul décubitus qui lui fut possible, toutes les autres positions amenant des accès de toux et de dyspnée. Etat général peu satisfaisant, amaigrissement, faciès terreux, pouls fréquent et déprimé, diarrhée, température axillaire 37° 8, crachats muco purulents, hémoptysie la veille de ma visite. L'examen bactériologique des crachats donne un résultat positif.

Signes physiques. Matité dans la région sous-claviculaire et submatité dans la fosse sus-épineuse du côté droit. Aux mêmes points, nombreux râles humides et râles crépitants dans la fosse sous-épineuse.

Traitement. Alimentation fortifiante. Six injections de tuberculine n° 3 à trois jours d'intervalle, puis six injections de tuberculine n° 2 à deux jours seulement d'intervalle, et ensuite je continue par la tuberculine n° 1, jusqu'à la fin août. Jusqu'à la sixième injection n° 3 pas d'amélioration appréciable : mais, à partir de la deuxième injection n° 2 le mieux se manifeste et progresse de jour en jour. La température axillaire ne dépasse pas 37° 3 le soir ; les quintes de toux deviennent de plus en plus rares, l'appétit renaît, et la diarrhée a complètement cessé. Vers la fin juin, la malade fait sa première sortie ; son poids est de 48 kilog.

Le 29 août le poids est de 52 kilos ; la malade reprend son travail à l'atelier, elle ne tousse plus, mange avec beaucoup d'appétit, plus de râles humides ni crépitants ; reste un peu de submatité et un peu de rudesse respiratoire.

Observation III

Mlle C. Fort y Ruiz, 16 ans, sans profession, à Valence. Pas d'antécédents héréditaires. Depuis l'enfance jusqu'à la puberté, la malade a été sujette à des manifestations scrofuleuses ; elle a été réglée à 14 ans, mais le flux menstruel est peu abondant et décoloré. Il y a un an, hémoptysie légère, puis toux sèche et amaigrissement.

Je vois la malade le 27 mai 1897. Elle est très amaigrie, a la langue sèche, les pommettes colorées, pas d'appétit et se plaint d'une constipation opiniâtre. Le pouls est petit, dépressible (110), la température axillaire vacille, le soir entre 38° et 38° 6, sueurs continues. La toux est fréquente, suivie quelquefois de vomissements alimentaires. Les crachats sont jaunes-verdâtres, denses, grumelleux et adhérents aux parois du vase. L'examen bactériologique accuse le bacille de Koch $^1/_3$ à chaque vue de microscope. A l'examen de la paroi thoracique, je constate de la matité sous la clavicule droite, de l'obscurité respiratoire, quelques craquements et de nombreux râles humides moyens et petits. Il s'agit donc d'une tuberculose chronique localisée au sommet droit, à forme ulcéreuse.

Je soumets la malade aux injections de tuberculine, suivant les mêmes règles observées dans les cas précédents. L'état de la malade s'améliore rapidement à partir des injections n° 2. Au mois de juillet la température ne dépassait plus 37° 6, l'appétit était bon et la tolérance pour les aliments était devenue complète, râles humides moins nombreux et moins étendus, disparition des craquements. Le traitement est suspendu le 17 septembre. La jeune fille jouit d'une bonne santé, a pris des forces et de l'embompoint (augmentation de 6 kilos), plus de râles ni de craquements ; il ne reste qu'un léger souffle et de l'expiration prolongée sous la clavicule droite, au niveau de la deuxième côte.

Observation IV

D. E. Mezado, 36 ans, à Valence.

Antécédents héréditaires nuls. Il y a quatre ans, à la suite de fatigues, le malade eut une hémoptysie grave, suivie de fièvre et d'amaigrissement. Sous l'influence d'une bonne hygiène, du séjour à la campagne et du repos, le malade recouvre une bonne santé apparente qui s'est maintenue jusqu'aux premiers jours de septembre dernier, où, sous l'influence de brusques variations de température et de quelques excès de fatigue, survint de nouveau une grave hémoptysie. C'est à ce moment que je fus appelé à lui donner mes soins.

Je trouvai le malade couché sur le dos, le décubitus latéral droit ou gauche provoquant des accès de toux suivis de crachements de sang spumeux et rutilant. Etat général mauvais, température axillaire 38°6. Je constatai au sommet du poumon gauche, au-dessus et au-dessous de la clavicule, de la matité avec perte de l'élasticité, de la submatité, en arrière, et des râles sous-crépitants aux mêmes points. En somme, tuberculose chronique du sommet gauche, à forme hémorrhagique.

Je fais administrer de la glace, une potion à l'ergotine, et je pratique, deux jours après, la première injection de tuberculine n° 3 du docteur Ponzio que je fais au nombre de six, une tous les deux jours. Les crachements de sang ont complètement cessé à partir de la quatrième injection. Je continue le traitement par les injections n° 2, jusqu'à la fin novembre, époque à laquelle l'amélioration était devenue des plus manifestes. Plus de température anormale, retour de l'appétit, digestion excellente, le malade ne tousse plus que le matin et n'expectore presque plus. Pendant le mois de décembre, je fais une injection n° 1 tous les deux jours et je termine le traitement à la fin de l'année.

Je revois le malade le 12 janvier 1898 ; il ne tousse plus, il mange avec un appétit des plus soutenus ; il a recouvré toutes ses forces. Plus de signes à l'auscultation ; un peu de submatité persiste encore, en avant seulement.

Observation V

Mlle Carmen J. Correcher, 17 ans, à Valence.

Pas d'antécédents héréditaires. Dès l'enfance propension marquée au catarrhe pulmonaire. A l'âge de 15 ans, pneumonie aiguë de la base du poumon droit, convalescence difficile et longue avec persistance de l'état catarrheux. Il y a trois mois, la malade fut reprise de frissons violents et de fièvre intense, avec nouveaux symptômes pneumoniques.

Je vois la malade, pour la première fois le 12 octobre 1897 ; elle est couchée, les traits sont tirés et elle ne peut répondre qu'avec peine aux questions que je lui pose. Au niveau du sein droit, existe une douleur d'intensité moyenne, surtout pongitive, s'étendant en bas et augmentant par de la pression, la toux et les mouvements. La dyspnée est assez marquée, les crachats sont muco-purulents, striés de sang. La langue est pâteuse, il y a de l'inappétence et de la constipation. Le pouls est fréquent et plein (112), la température bucale marque 39°. On constate des bacilles de Koch à l'examen bactériologique.

Les signes physiques sont les suivants : Zone de matité à la base du poumon droit, absence absolue de murmure vésiculaire remplacé par du souffle et des râles humides et sous-crépitants. Je pose le diagnostic de pneumonie tuberculeuse, limitée à la base du poumon droit.

Après avoir employé les moyens thérapeutiques en usage pour combattre la congestion pulmonaire, faciliter l'expectoration et réduire la toux et la dyspnée, je pratique six injections n° 3 à deux jours d'intervalle et j'obtiens, dès les premières, un arrêt sensible dans l'évolution de la maladie ; diminution de la fièvre et de la toux, respiration et expectoration plus faciles, disparition de la douleur et retour de l'appétit. Je continue ce traitement, jusqu'au 29 janvier 1898, par six injections n° 2 et douze injections n° 1, après lesquelles j'ai la satisfaction de pouvoir enregistrer la guérison complète de cette affection aiguë. L'auscultation est normale et cette jeune fille peut reprendre ses occupations habituelles.

Observation VI

José Ortiz Garcia, 20 ans, célibataire, à Valence.

Hémoptysie en janvier 1897 ; traitement usuel, retour à la santé. En juin, et sans cause appréciable, ce jeune homme recommence à tousser, il perd les forces, maigrit et de temps en temps est pris de légèrs frissons dans l'après-midi; il transpire fort la nuit. Quelque temps après, il commence à cracher surtout le matin, et le soir, il a souvent des vomissements alimentaires. Cet état se prolonge jusqu'au mois d'octobre, époque à laquelle je fus appelé à donner mes soins au malade.

Je le trouve considérablement amaigri; il pesait 62 kilos avant d'être malade, et il ne pèse plus que 55 kilog. La température du matin est sensiblement inférieure à la normale, et le soir elle atteint dans le rectum 38°5 à 39°. Il a des sueurs nocturnes abondantes limitées à la face, à la paume des mains et à la partie antérieure du thorax. La toux est fréquente et suivie d'expectorations muco-purulentes.

Je constate dans la région sous-claviculaire droite une matité franche, la disparition du murmure vésiculaire et des râles sous-crépitants à bulles moyennes. C'est de la tuberculose du sommet droit, à marche chronique et à forme ulcéreuse.

Je conseille une alimentation reconstituante, viande crue et pepsine, et je fais une série de six injections de la tuberculine n° 3. Aux premiers jours de novembre, l'appétit était un peu meilleur, la température moins élevée 37°8 à 38°3, les sueurs moins abondantes, la toux et surtout les râles bien diminués. Six injections n° 2, que je pratiquai ensuite, amenèrent encore une amélioration bien caractérisée de l'état général et des signes locaux. La délimitation graphique de la zone des signes auscultatifs devenait de plus en plus restreinte. Je continuai ce traitement avec la tuberculine n° 1, dont je fis 18 injections et je le considère comme terminé le 15 janvier 1898, époque à laquelle on avait grand'peine à découvrir quelques vestiges de la lésion qui existait au mois d'octobre. Le malade pèse 61 kilog., il a pu reprendre sa pénible profession d'imprimeur.

« Je dois ajouter, comme complément à ces observations, que les injections de tuberculine du Docteur Ponzio, pratiquées aseptiquement, n'ont jamais produit, soit immédiatement, soit dans la suite, aucun accident local ni aucuns phénomènes généraux.

« Valence, 26 février 1898.   Docteur LORENZO MARTINEZ. »
Calle del Horno del Hospital.

Du Docteur P. DE MACEDO, de Lisbonne

Dr Paulo de Macedo
115, Rua da Palma

Lisbonne, le 30 Septembre 1899.

Mon cher Confrère,

A l'appui de ce que je vous ai déjà écrit à plusieurs reprises sur les résultats de votre tuberculine dans ma clientèle, je crois devoir vous envoyer quatre observations, que je regarde comme de très remarquables cas de guérison de tuberculose pulmonaire, obtenus par le seul emploi de votre traitement.

Veuillez bien noter, si vous les publiez, que ces quatre malades guéris sont de jeunes sujets de 8 à 16 ans, et que par suite votre tuberculine agit avec toute son efficacité, et sans le moindre danger, sur les enfants comme chez les adultes.

Agréez, etc.

Dr Paulo de Macedo.

Oservation I

Felicia Pessoa, âgée de dix ans, demeurant à la calçada de St-Vicente, n° 37, à Lisbonne, déjà soignée par un de mes confrères qui a fini par la déclarer incurable. Tempérament lymphatique.

Antécédents. — Père coxalgique, mère de constitution faible ; une sœur décédée phtisique.

Symptômes. — Cette enfant est toujours triste ; l'appétit lui manque ; sa maigreur est très grande. Fièvre lente, plus accentuée le soir ; sueurs nocturnes ; toux fréquente et plus pénible pendant la nuit, le matin, et après avoir pris la nourriture ; elle rend, par vomissements, ses aliments presque tous les jours. Crachats purulents et nummulaires. Râles humides nombreux, à grosses et à moyennes bulles, depuis le sommet jusqu'au tiers inférieur du poumon droit.

L'analyse bactériologique des crachats donne des résultats positifs. Les bacilles de Koch s'y trouvent en grand nombre.

Traitement. — Injections de tuberculine du Dr Ponzio : six du n° 3, six du n° 2 et six du n° 1, pratiquées successivement et à quatre jours d'intervalle. Je conseille en outre une alimentation reconstituante et de l'aération.

Ce traitement a été commencé le 15 Mars et est terminé le 1er Juin de l'année courante.

A partir de la troisième injection, une modification très sensible se produit dans l'état de cette enfant ; l'appétit renaît, les sueurs sont moins abondantes, la toux moins fréquente et moins pénible ; il n'y a plus de vomissements alimentaires ; les forces reviennent peu à peu. La température vespérale ne dépasse pas 38°.

Lorsque nous pratiquons la sixième injection, cette amélioration est encore plus manifeste ; la malade mange avec beaucoup d'appétit, digère bien, peut faire sans fatigue une petite promenade tous les jours. Elle ne tousse plus la nuit, et ne crache que le matin. Les crachats sont encore muco-purulents, mais les râles humides sont moins nombreux et ils ne dépassent pas en étendue l'épine de l'omoplate. Température vespérale 37° 3.

Nous suspendons les injections, après la 18me et considérons la malade comme guérie. L'état général est meilleur que ce qu'il a jamais été. L'auscultation ne révèle aucun signe pathologique.

Nous avons revu cette enfant, il y a quelques jours, c'est-à-dire trois mois après la cessation du traitement, et nous la trouvons en parfaite santé.

Observation II

Carolina A. de Diaz, agée de huit ans, demeurant rua da Veronica 148, à Lisbonne. Tempérament lymphatico-nerveux.

Antécédents. — Fille de père tuberculeux, elle a été engendrée au moment où le père se trouvait à la 2me période de cette maladie ; il en est mort.

Symptômes. — Faiblesse générale congénitale, amaigrissement, teint pâle, sueurs nocturnes, fièvre lente, toux quinteuse surtout la nuit et après les repas, vomissements. Crachats muco-purulents jaunes-verdâtres ; ils contiennent de nombreux bacilles de Kock.

Submatité et râles humides dans les deux tiers supérieurs du poumon droit ; submatité et craquement au sommet du poumon gauche.

Le traitement a été commencé en Juin 1898 par les injections de tuberculine No 3, continué par les Nos 2 et 1 ; il a été terminé par ces dernières en septembre de la même année. Le résultat a été complet et jusqu'à aujourd'hui, un an après, la guérison s'est maintenue.

Observation III

Julio Figuereido, agé de 17 ans, apprenti-charpentier chez son père, demeurant rua dos Sapateiros, 139, à Lisbonne. Tempérament lymphatique.

Antécédents. — Mère tuberculeuse, deux frères et un oncle morts phtisiques.

Symptômes. — Maigreur et paleur extrêmes. Faiblesse générale, inappétence, sueurs nocturnes profuses ; fièvre intense ; la température atteint quelquefois 40° le soir. Toux fréquente ; crachats abondants muco-purulents, jaunes-verdâtres. Adénite suppurée sous l'aisselle gauche. Diarrhée.

La palpation de l'abdomen fait constater dans la région ombilicale et dans les fosses iliaques l'existence de petites tumeurs dures, arrondies.

Le ventre est tuméfié et très douloureux.

Le malade tousse depuis un an, mais les accidents du coté de l'abdomen et la tumeur axillaire ne datent que de quinze jours.

Au sommet du poumon gauche, en avant et en arrière on trouve de la submatité, du souffle et des râles humides.

L'analyse des crachats et des déjections permet de constater le bacille de Koch.

Traitement. — Aucun remède interne. Alimentation par la viande crue, lait, œufs et prises de pancréatine pour aider les digestions. Injections de tuberculine du Dr Ponzio, six de chaque numéro, commençant par le No 3, à quatre jours d'intervalle.

Dès la cinquième injection le tableau symptômatique était déjà beaucoup moins sombre. Température maxima 38° 3. Presque plus de sueurs, toux et expectoration moins fréquentes. La tumeur axillaire était en bonne voie de cicatrisation. Le ventre n'était plus ballonné et presque pas douloureux au toucher. Plus de diarrhée. Appétit tellement vigoureux, qu'il faut surveiller l'alimentation du malade pour lui éviter de commettre des imprudences.

A la sixième injection, le retour à la santé était complet ; le malade entrait dans une période de relèvement général et de vigueur surprenante.

Ce traitement a été commencé le 5 novembre 1898 et terminé à fin février 1899.

Il est à remarquer que ce jeune homme, après sa guérison qui tient du merveilleux pour la rapidité avec laquelle elle s'accomplit, prend un rhume très fort quelques mois après en travaillant dans l'atelier de son père, et que je l'en ai guéri par les moyens ordinaires, sans qu'il y ait eu aucune complication.

Observation IV

Eulalia dos Anjos, 11 ans, demeurant Aldeia Gallega do Ribatejo. Tempérament lymphatique.

Antécédents. Oncles tuberculeux, mère atteinte de bronchite chronique.

Symptômes. Affaiblissement général, paleur et maigreur. Anorexie. Etat fébrile, température vespérale 38° 3 à 38° 7. Sueurs nocturnes, toux venant par quintes surtout la nuit.

Signes physiques. Matité au sommet du poumon droit en avant et en arrière, craquements et râles humides, abondants surtout sous la clavicule. La recherche du bacille de Koch dans les crachats donne un résultat positif.

Traitement. Aération et nourriture reconstituante. 18 injections de tuberculine du Dr Ponzio, six de chaque numéro à quatre jours d'intervalle, commençant le 20 juillet de cette année par les injections No 3. Le traitement est terminé aujourd'hui 30 septembre. A partir de la dixième injection, la température était redevenue normale, l'appétit revenu et les digestions faciles ; presque plus de toux, crachats aérés peu abondants, rendus seulement le matin.

Aujourd'hui cette petite fille est en bonne santé, a repris de l'embonpoint et des forces, ne tousse plus, la respiration est normale et il ne reste plus qu'un peu de submatité au point où se trouvaient les lésions.

Les injections que j'ai toujours eu soin de pratiquer aseptiquement n'ont jamais occasionné la moindre douleur ni aucun accident local.

OBSERVATIONS PERSONNELLES

Observation I

M. C. J., ouvrier gantier, célibataire, 39 ans.

Pas d'antécédents héréditaires.

Antécédents personnels. Bronchite, il y a 18 mois. Misère physiologique. Pas d'hémoptysies.

Le malade était traité par un de nos confrères, depuis le 1er avril 1897, avec les injections de notre tuberculine, à raison de deux injections par semaine. Ce confrère, ayant dû s'absenter de Paris le 1er juin, nous a adressé le malade, en même temps que les indications relevées depuis le début du traitement.

A la date du 1er avril 1897, l'auscultation indiquait l'état pulmonaire suivant : à droite, en arrière, dans les deux tiers supérieurs du poumon, matité, râles humides; respiration soufflante à la base ; en avant, sous la clavicule, partie externe, foyer de râles plus nombreux et plus humides. A gauche, en arrière et en avant, mêmes lésions qu'à droite. Poids : 45 kilog.

Etat général : dépression et amaigrissement extrêmes, sueurs profuses surtout à la nuque et à la région sternale. Appareil digestif très fatigué par l'usage des pilules de créosote. Appétit nul, sommeil coupé de quintes. Toux violente, expectorations purulentes, dyspnée pendant la marche.

Il est à remarquer que le malade, par profession, absorbe des poussières de talc et d'alun, qu'il est en outre débilité par intempérance alcoolique et autres excès. Les injections de notre tuberculine sont absorbées très rapidement, sans laisser de noyau d'induration, ni provoquer aucun accident pas plus d'ailleurs que chez les autres malades.

Le 27 mai, râles plus secs, toux presque abolie, crachats aérés, respiration plus ample, appétit et sommeil excellents.

Le 1er juin, nous constatons : en arrière, de la matité dans les fosses sus-épineuses droite et gauche, respiration soufflante plus accentuée à droite ; à gauche, craquements secs. En avant (région sous-claviculaire droite) submatité, craquements humides abondants ; de même à gauche, avec respiration soufflante.

Nous continuons les injections pratiquées pendant deux mois par notre confrère. Le 5 juin, le poids du malade est de 48 kilog.; le 19 juin, il est devenu 49 kilog., son poids habituel.

Le 22 juillet, état général excellent, retour complet des forces dont le malade abuse, se levant parfois dès trois heures du matin pour supplément de travail. L'appétit et les digestions ne laissent plus rien à désirer, le sujet déclare avoir toujours faim.

A l'auscultation, plus que des craquements secs et de l'expiration prolongée aux deux sommets ; plus de râles humides. C'est à peine si le malade tousse deux ou trois fois dans les vingt-quatre heures, sans expectorations. Continuation régulière du traitement.

Le 31 août, le malade, qui éprouvait antérieurement de la gêne à se coucher sur le côte gauche, repose et dort aisément aujourd'hui couché sur l'un ou l'autre côté. L'auscultation ne révèle plus qu'un léger craquement sec, à peine sensible au sommet gauche en arrière. Poids 51 kilog.

Les 4, 14 et 18 décembre, MM. les docteurs Cunéo, inspecteur général du service de santé de la marine Ailaud (de La Ciotat) et Trapenard, de Paris, qui pratiquent successivement l'auscultation, reconnaissent l'état de la poitrine absolument normal.

Observation II

M. C. A., employé de commerce, célibataire, 27 ans.

Antécédents héréditaires : plutôt obscurs ; père et mère morts de fluxion de poitrine.

Antécédents personnels : rhumes nombreux, qu'il contracte d'ailleurs assez facilement. Service militaire sans incidents.

Il y a trois ans, en avril 1896, le malade est atteint de pleuro-pneumonie tuberculeuse, diagnostiquée par le Dr Morin, adjoint au maire du 1er arrondissement. Au mois de juin suivant, il éprouve des points de côté, accompagnés de troubles généraux et gastriques, et de mouvements fébriles. Vers la fin du même mois, hémoptysies, avec augmentation de la toux et des crachats, sueurs nocturnes, amaigrissement marqué, disparition de l'appétit, sommeil agité, coupé de quintes, fièvre, frissons et dyspnée intense. Tous ces dires du malade nous sont confirmés par M. le Dr Morin.

Il se présente à notre clinique le 13 avril 1897.

Percussion et auscultation : en arrière, submatité au sommet des deux poumons, craquements secs à droite et quelques râles humides au sommet gauche. Au niveau de la trachée et du larynx, râles humides nombreux.

Appétit nul, faiblesse et dyspnée, tachycardie, hémoptysies légères mais fréquentes, crachats jaunes caractéristiques ; l'analyse y révèle la présence de nombreux bacilles de Koch. Poids : 74 kilog.

En résumé, infiltrations des deux poumons et laryngite tuberculeuse très marquée, d'après le diagnostic même du Dr Morin et le nôtre.

Nous lui faisons, le 13 avril, une première injection de 2 centimètres cubes de tuberculine n° 3, puis deux autres du même n° 3 quatre jours d'intervalle chacune. Phénomènes provoqués par ces injections : le soir, légère douleur mécanique et élévation de température de quelques dixièmes ; dès le lendemain, retour à l'état normal, toute trace de malaise ayant disparu.

Le 17 avril, le malade s'est enrhumé; laryngite et enrouement très accusés. Le 22 avril les symptômes laryngés ont diminué d'intensité.

Le 27 avril, l'enrouement a disparu. Le rhume est à sa période de maturité, d'où peu de modifications dans le symptôme toux. Le sommeil est pourtant plus tranquille, les crachats sont plus aérés, spumeux, moins abondants. L'appétit est redevenu excellent, les digestions sont bonnes. Auscultation : à droite, en avant et en arrière submatité légère, inspiration humée, expiration prolongée, trace de congestion récente. A gauche, en avant sous la clavicule, mêmes symptômes qu'à droite, en arrière râles légers à l'inspiration. Poids 76 kilog.

Le 30 avril, expectorations sanguinolentes dans la journée.

Continuation des injections avec la tuberculine n° 2 (2 cent. cubes) jusqu'au 27 juillet. A cette époque, son poids est de 77 kilog. et 500 grammes, ce qui est à peu près son poids normal. Du côté des poumons, on ne relève plus aucun signe physique ni auscultatif appréciable; du côté du larynx, persistent quelques râles secs. La voix a son timbre normal, la tachycardie a complètement disparu, l'appétit est excellent.

Traitement interrompu le 27 juillet 1897, le malade allant accomplir sa période de 28 jours, alors que, l'an dernier, à pareille époque, vu son état de santé, il avait dû être ajourné.

Observation III

Sœur M., 33 ans. Congrégation des Cinq Plaies, 67, rue de l'Enfance, à Lyon.

Pas d'antécédents héréditaires.

Antécédents personnels. La malade dit avoir eu, il y a trois ans, une bronchite devenue chronique. Elle tousse depuis cette époque. L'an dernier, les docteurs Garel et Noak, de Lyon, successivement, donnent le diagnostic de tuberculose pulmonaire.

En mai 1897, la malade garde le lit : fièvre, appétit nul, amaigrissement considérable, toux et expectoration abondante. L'analyse des crachats grisâtres révèle la présence de nombreux bacilles de Koch.

A l'auscultation, on trouve aux deux sommets des signes de ramollissement avancé, des craquements et des râles humides nombreux en avant et en arrière.

La malade refuse d'abord les injections de notre tuberculine. Elle est traitée alors par les inhalations d'aldéhyde formique, qui donnent une amélioration sensible, mais de peu de durée. Aussi, après avoir cru pouvoir se lever, doit-elle reprendre le lit, et, sur les instances de la supérieure, par obéissance, elle se décide à accepter les injections. Celles-ci ont été pratiquées par la sœur infirmière, d'après nos instructions : douze du n° 3 et quatre du n° 2, depuis fin mai.

Nous la voyons le 14 août 1897. Elle ne garde plus le lit et la toux a complètement disparu ; cela, depuis le commencement de juillet. L'appétit, excellent, est tel que la malade fait aujourd'hui de deux à trois repas supplémentaires par jour. Le poids a augmenté d'une vingtaine de livres.

Nous trouvons encore de la submatité aux deux sommets, en arrière et en avant, mais nous constatons l'absence totale de râles de toutes sortes.

Le résultat obtenu a dépassé nos espérances, et la santé est revenue à la malade, au point de lui permettre d'aller diriger une maison de son ordre, nouvellement ouverte dans l'Allier.

Nous l'avons revue à Lyon en janvier et en novembre 1898 ; la guérison se maintient, pas de toux, et l'état général ne laisse rien à désirer.

Observation IV

Mme Marthe St, à Paris, sans profession.

Antécédents personnels. — Santé toujours délicate, tempérament nerveux très prononcé ; elle a eu, il y a trois ans, une pleurésie du côté gauche, mal guérie, au dire de la malade, car elle tousse depuis cette époque et a gardé une douleur presque continue à l'angle inférieur de l'omoplate gauche.

Auscultation : frottements pleuraux à gauche, à la base ; au sommet du même poumon et en arrière, quelques craquements secs ; à droite, respiration rude au sommet, sans autres signes.

Température vespérale sous l'aisselle 38° à 38°2. Appétit nul.

Depuis les derniers jours de mai 1897, la malade a reçu une série de quatre injections de tuberculine n° 3. A partir de la quatrième injection, la toux et la douleur ont disparu, et l'appétit est revenu de façon très sensible. Confiante un peu trop en cette amélioration, qu'elle considère comme la guérison, la malade ne croit plus utile de poursuivre le traitement et cesse de venir à la clinique.

La douleur, ainsi que la toux ayant reparu vers la fin juillet, la malade nous revient le 2 août. Nous lui faisons une injection de deux centimètres cubes de tuberculine n° 2, à la suite de laquelle Mme S... nous déclare n'avoir plus eu de toux ni de douleur, dès le soir même.

Depuis cette époque, elle a reçu deux nouvelles injections de la tuberculine n° 2 et, rendue plus docile, elle vient d'elle-même nous demander la continuation régulière du traitement afin d'affermir l'amélioration qui se maintient. On peut, cette fois, considérer comme prochaine, sinon comme accomplie déjà, sa guérison définitive.

La malade, qui a reçu la dernière injection n° 1 fin septembre 1897 et que nous continuons à revoir assez fréquemment, se porte à merveille. Elle n'a plus toussé, malgré les changements de saison, l'appétit est excellent, et l'auscultation de la poitrine indique un état absolument normal.

Nous revoyons encore Mme S. en septembre 1890, la guérison s'est maintenue, la santé continue à être excellente.

Observation V

M. Lange Elié, 32 ans, restaurateur, 1, rue de la Sourdière, à Paris.

Il se présente à notre clinique le 20 mai 1897.

Pas d'antécédents héréditaires.

Antécédents personnels : Tousse depuis six ans. Epistaxis fréquentes et, depuis un an, cinq hémoptysies, dont la plus récente le jour même où il vient à notre clinique, le 20 mai.

Etat général : assez bon, sauf inappétence et des vomissements le soir, sueurs nocturnes, tendance à la congestion. Poids : 67 kilog.

Percussion et auscultation : En arrière, à gauche, submatité dans les fosses sus et sous-épineuses ; expiration prolongée, et quelques râles secs au sommet.

A droite, submatité dans la fosse sus-épineuse ; diminution du murmure vésiculaire ; pas de craquements.

En avant, à droite, submatité dans la fosse sous-claviculaire et respiration humée.

Rien à gauche.

Traitement. Les injections (2 cent. cubes) sont commencées le 22 mai avec la tuberculine N° 3, et successivement poursuivies avec les N°s 2 et 1.

Le malade n'a plus eu d'hémoptysie depuis le 27 mai. A cette date, la toux est diminuée, et l'appétit est devenu meilleur. Son poids, le 5 juin, est de 68 kilog. 500 gram. ; le 19 juin, 69 kilog. 700 gram.; le 7 août, de 70 kilog., bien que le malade se soit absenté depuis le 5 juillet.

Le 19 août, il éprouve de la gêne respiratoire, en même temps qu'une toux légère, et comme une sensation de plénitude dans les bronches, mais sans hémoptysie. L'appétit se maintient ; les nuits et les journées sont bonnes. Son poids, qui était le 21 août, de 71 kilog. 400 gram. est de 72 kilog. 500 gram., le 4 septembre, soit une augmentation de dix livres depuis le début du traitement.

La dernière injection est faite le 5 octobre. A cette date, le malade ne tousse plus, ne crache plus, n'a plus d'oppression. Les signes auscultatifs et de percussion sont redevenus normaux.

Le 11 janvier 1898, le sujet vient à notre clinique. Son état général et local continue à être satisfaisant ; le repos, la nuit, est parfait, sans aucune toux. Il peut être considéré comme guéri, et n'a plus besoin d'injections.

Observation VI

M. Edouard Vayre, 29 ans, de profession serrurier, nous est adressé et recommandé par madame la baronne Bro de Comères.

Pas d'antécédents héréditaires.

Antécédents personnels : Le malade a fait son service militaire au Tonkin et à Madagascar ; au retour il s'est enrhumé sur le bateau. Depuis, il a souffert de rhumes fréquents et d'une inflammation tenace de la gorge. Hémoptysie, il y a 2 ans; actuellement, crachements de sang plus légers, renouvelés tous les cinq ou six jours.

Il se présente à notre clinique le 5 mars 1898, avec un enrouement très marqué, une toux fréquente et éructante, de l'essoufflement et de la tachycardie. Un spécialiste, qui l'a examiné, lui a dit qu'il était atteint de laryngite tuberculeuse. L'analyse bactériologique de ses crachats faite par MM. Masselin et Hérisson, chimistes microbiologistes, à Paris, donne les résultats suivants :

Crachats épais, visqueux peu aérés, jaune-verdâtres, muco-purulents. Ils renferment : 1° des cellules pyogènes, 2° des cellules épithéliales et des bacilles de Koch. Ces bacilles sont généralement courts, isolés, deux à deux, en petites agglomérations, en « nids » ; la plupart ne sont pas granuleux.

Percussion et auscultation : à gauche, dans la fosse sus-épineuse submatité et obscurité respiratoire ; à l'angle interne de l'omoplate, respiration soufflante et râles humides à bulles moyennes ; en avant, sous la clavicule, mêmes signes qu'en arrière.

A droite, dans la fosse sous-épineuse, obscurité respiratoire. Le poids du malade est de 62 kilogrammes.

Traitement. Le traitement, commencé en mars 1898 avec les injections de notre tuberculine nº 3, a été continué par des injections nº 2 et terminé en juillet par le nº 1, sans que les injections aient jamais provoqué ni fièvre, ni accident douloureux ou inflammatoire.

Les hémoptysies n'ont plus reparu, depuis la 4me injection nº 3 et l'amélioration de l'état local et de l'état général a suivi, sans arrêt ni rechute d'aucune espèce, une marche régulièrement ascendante. Elle s'est d'abord manifestée par la diminution de la toux et de l'oppression, et par un sommeil meilleur. La voix est devenue aussi plus claire dès le mois d'avril ; l'appétit a repris à cette époque, en même temps que le malade déclarait avoir le sentiment d'un retour de forces complet. Et de fait, il pouvait de nouveau vaquer aux travaux de sa profession, dès le mois de mai, sans aucune fatigue.

Par prudence, les injections ont été continuées jusqu'au 12 juillet, deux par semaine. A cette époque, non seulement la voix était absolument redevenue normale, et la toux complètement disparue, mais l'auscultation ne révélait plus aucun signe stéthoscopique,

Le poids était de 70 kilog. soit une augmentation de 8 kilog. depuis le mois de mars où avait été commencé le traitement.

Observation VII

M. Henri Jomat, 33 ans, employé à la Compagnie d'Assurances Générales Maritimes, 9, quai de la Marine, île St-Louis.

Il se présente à notre clinique le 21 mai 1898.

Antécédents héréditaires : un frère et une sœur morts de phtisie pulmonaire.

Antécédents personnels : Malade depuis trois ans, à la suite d'une pneumonie contractée au Brésil. Hémoptysies, extinction de voix, toux sèche et sifflante, dyspnée, crachats jaune-verdâtres : analyse bactériologique nettement positive.

Soigné au Brésil et à Paris par le médecin de sa Compagnie, pour tuberculose pulmonaire. Actuellement encore, hémoptysies légères presque chaque semaine.

État général assez bon. Poids : 67 kilog.

Percussion et auscultation : A droite, dans la fosse sous-épineuse, submatité, respiration rude et expiration saccadée ; à gauche, zone de matité dans la fosse sus-épineuse, submatité dans la fosse sous-épineuse et dans la région sous-claviculaire ; respiration soufflante et expiration prolongée en arrière ; nombreux râles humides en avant.

Traitement. Nous faisons suspendre la créosote et le tannin par lesquels était traité le malade, et nous le soumettons à une série de six injections de notre tuberculine n° 3, suivies de 8 injections n° 2, du 24 mai au 31 juillet 1898, toutes injections très bien supportées.

Les hémoptysies n'ont plus reparu, depuis la 3ᵐᵉ injection n° 3. Et voici les modifications relevées dans les autres symptômes au 31 juillet.

Les crachats sont plus blancs, plus aérés ; le malade ne tousse plus que le matin au réveil. Bon sommeil, appétit excellent, poids augmenté de 5 livres. A droite, les signes stéthoscopiques ont complètement disparu. A gauche, la zone de matité reste limitée à la fosse sus-épineuse ; en avant, les râles humides ont diminué de nombre, et ne sont plus perceptibles que quand on fait tousser le malade.

Traitement suspendu pendant le mois d'août, M. Jomat étant occupé au renflouage d'un bateau échoué au pont de la Concorde, travail où il a dû passer dix-huit nuits.

Au commencement de septembre, l'auscultation révélait de nombreux râles sous-crépitants disséminés des deux côtés de la poitrine, surtout aux bases. Le malade toussait et crachait assez abondamment. Interrogé, il nous a déclaré être resté mouillé presque toute une nuit à l'occasion de son service, et avoir ainsi contracté un gros rhume.

Le traitement a été repris par deux injections n° 3, à deux jours d'intervalles l'une de l'autre, puis six injections n° 2, enfin huit injections n° 1 jusqu'au 19 octobre, époque où le malade doit partir envoyé par sa Compagnie au Brésil.

A cette date, l'auscultation ne révélait plus rien d'anormal à droite, ni à gauche en arrière. Restait seulement à gauche, sous la clavicule, de la rudesse perceptible dans les grandes inspirations. Le poids était de 76 kilogrammes, soit une augmentation de 9 kilogrammes.

A remarquer qu'au mois de septembre 1898, M. Jomat avait pu

aller à la chasse et faire, d'après ses paroles mêmes, plus de trente kilomètres sans fatigue dans des terrains labourés.

Nous revoyons M. Jomat au mois de septembre 1899, il est de retour du Brésil où il a passé plusieurs mois pour le service de sa Compagnie.

Etat excellent ; son poids se maintient à 78 kilogrammes.

Observation VIII

Marguerite G., 23 ans, femme de chambre, se présente à notre clinique le 15 janvier 1898.

Antécédents héréditaires nuls.

Antécédents personnels : Rhume en septembre 1897 ; toux depuis ; amaigrissement consécutif ; elle a perdu 15 livres de son poids.

Actuellement toux et expectoration jaune-verdâtre ; perte de l'appétit et des forces. Vient de garder le lit pendant 20 jours et a dû renoncer à tout travail. Anémie marquée. Poids 57 kilos (il a été, au dire de la malade, de 65 kilos avant son rhume, dans l'été de 1897).

Signes physiques. A droite en arrière et au sommet : submatité s'étendant jusqu'à deux doigts au-dessous de l'épine de l'omoplate, craquements et râles humides à petites bulles à l'angle interne de la fosse sus-épineuse. En avant, du même côté, submatité sous la clavicule jusqu'à la troisième côte, respiration rude, expiration prolongée. A gauche, en arrière, diminution de murmures vésiculaires.

Température rectale 37°2, le matin 38°3 à 38°7 le soir.

Injections de tuberculine n° 3 les 15, 18 et le 22 janvier. Le 25, la malade revient à la clinique et nous dit que la température, qui s'était maintenue au chiffre indiqué plus haut, n'était plus, le 24, que 37° le matin et 37°6 le soir.

Nous continuons les injections de tuberculine n° 3 le 25 et le 29. A cette date, la malade déclare avoir très bon appétit et du plaisir à prendre les aliments ; elle n'a plus de transpirations la nuit, le sommeil est bon, la toux est moins fréquente et moins pénible.

Le traitement est continué jusqu'au 19 février, avec la tuberculine n° 2, à raison d'une injection tous les trois jours. La malade ne tousse plus que le matin, l'expectoration est presque nulle ; les signes sthétoscopiques sont meilleurs, il n'existe plus de râles humides ni de craquements. Le poids de la malade est de 59 kilos. 500 et le 26 il atteint 60 kilos.

Le traitement est continué à partir du 5 mars avec la tuberculine n° 1 ; quatre injections sont pratiquées du 5 au 20, puis jusqu'au 7 mai, une tous les deux jours. A cette date nous considérons la malade comme guérie, et cessons le traitement. L'état de cette jeune fille est le suivant :

Poids 64 kilos, soit augmentation de 7 kilos depuis le début du traitement. Etat de la poitrine absolument normal, appétit excellent ; la malade reprend sa place de femme de chambre. Nous lui conseillons des ferrugineux pour combattre l'état d'anémie qu'elle a depuis plusieurs années.

Observation IX

Mme veuve A. Engling, 49 ans, ménagère, se présente à la consultation le 9 juin 1897.

Pas d'antécédents héréditaires.

Antécédents personnels. Elle toussait depuis déjà deux ans lorsqu'elle fut admise le 28 décembre 1895 à l'Hôtel-Dieu, où elle resta jusqu'au 10 mars 1896. Son bulletin d'admission à l'hôpital porte «Bronchite», sans autres renseignements. Quoi qu'il en soit, elle a eu plusieurs hémoptysies ; les forces ont notablement diminué et il y a des transpirations nocturnes. Son poids, au 9 juin 1897, est de 51 kilog.

Signes physiques. A gauche et en arrière submatité au sommet, respiration rude, expiration prolongée. A droite, sous la clavicule, matité, perte de l'élasticité et râles humides ; dans la fosse sus-épineuse, matité, absence de murmure vesiculaire, craquements, et à la partie interne, sur un point large comme une pièce de cinq francs existent des signes cavitaires très nets.

Du 9 juin 1897 au 2 février 1898, la malade, sauf quelques absences, a été traitée successivement par les injections de tuberculine N° 3, 2 et 1, à raison de deux à trois injections par semaine.

Le 4 janvier 1898 on ne trouvait plus à l'auscultation que du souffle au tiers interne de la fosse sus-épineuse droite et absence complète de toute espèce de râles. Les sueurs profuses avaient déjà disparu depuis longtemps, les forces étaient revenues ainsi que l'appétit. La malade pesait 55 kilog.

MM. les docteurs Cunéo, inspecteur général du service de santé de la marine, Aillaud et Trapenard ont pratiqué en décembre 1897 l'auscultation de la malade, et ont constaté le seul signe indiqué plus haut.

Le 18 janvier 1898, jour de la dernière injection, l'auscultation de la poitrine révèle un état absolument normal, sauf un léger souffle au point où existait la caverne. Le poids de la malade est de 57 kilog.

Observation X

M. Gabriel L., 28 ans, représentant de commerce, marié, pas d'antécédents héréditaires. Nous le voyons pour la première fois le 22 janvier 1898.

Antécédents personnels. Le malade a eu l'influenza en 1890, et déclare s'en être toujours ressenti depuis.

Il y a trois ans, au cours d'une bronchite, est survenue une hémoptysie abondante pendant la nuit, qui s'est reproduite, mais plus légèrement de temps en temps.

Les sueurs nocturnes sont intermittentes. Dernière hémoptysie en décembre de l'année dernière, et le malade a dû garder le lit pendant quinze jours ; depuis, la fièvre le reprend tous les jours et il y a des sueurs nocturnes.

Le malade a été traité par les pointes de feu et les préparations créosotées.

Poids actuel 75 kilog.

Le malade a de l'essoufflement, tousse et expectore abondamment. L'appétit est médiocre, la température 36° 8 le matin et 38° le soir.

L'examen de la poitrine permet de constater de la submatité avec perte de l'élasticité depuis la fosse sus-épineuse droite jusqu'au milieu de la fosse sous-épineuse ; de la diminution du murmure vésiculaire, des râles sous crépitants limités au point indiqué plus haut, et du souffle bronchique au niveau du hile. Mêmes signes dans la région sous-claviculaire du même côté.

Du 22 janvier au 26 février 1898, le malade a reçu 9 injections, de tuberculine n° 3. Etat général meilleur, moins d'oppression, diminution de la toux et de l'expectoration. Poids 76 kilog. 500.

Du 5 mars au 19 avril, injections de tuberculine n° 2. L'amélioration progresse, le malade pèse 78 kilog.

Fin avril, ayant eu la douleur de perdre une fille, morte d'une méningite, la température s'est brusquement élevée à 38°2 le matin et à 39°5, 39°8, 40° le soir.

Le 6 mai, la température est redevenue normale. Les injections sont continuées avec la tuberculine nº 1 jusqu'à la fin du mois de juin, époque ou le traitement est considéré comme terminé.

Le 30 juillet M. Gabriel L. vient nous voir accompagné du docteur Labady, son médecin, qui a tenu à nous marquer sa satisfaction pour l'heureuse et complète transformation opérée chez son malade ; avec nous, il le considère comme guéri. Il ne reste plus qu'un peu de rudesse respiratoire. Le poids est de 78 kilog.

Nous avons eu l'occasion de revoir M. Gabriel L. le 15 octobre et le 22 novembre 1898 ; son état de santé continuait à être excellent.

Observation XI

Mme H. Th., agée de 43 ans, propriétaire, a eu une pleurésie du côté gauche, il y a douze ans. Première hémoptysie très grave en 1891, retour apparent à la santé jusqu'en avril 1896. A cette époque, nouvelle hémoptysie abondante ; la malade reste alitée durant deux mois. La toux s'établit sèche d'abord, et accompagnée quelque temps après d'expectorations qui deviennent de plus en plus abondantes. L'appétit disparait, la malade amaigrit, a de la fièvre et rend des crachats striés de sang deux ou trois fois par semaine ; elle a essayé de tous les traitements sous la direction de plusieurs médecins, mais sans grands résultats.

En effet, lorsque nous la voyons pour la première fois, en janvier 1899, nous estimons son état tellement grave, que nous ne croyons pas devoir la soumettre au traitement de notre tuberculine. Sa maigreur est extrême, la coloration exagérée des pommettes contraste avec la paleur du visage, la température oscille entre 37º8 le matin et 39º6 le soir. La malade est essoufflée à tel point, qu'elle ne peut faire dix pas sans être obligée de s'arrêter ; ses crachats sont purulents, fluides comme de la purée. Elle en rend presqu'un flot en notre présence, au moment de cette visite. A l'examen extérieur du thorax nous remarquons de suite sous la clavicule gauche, l'athrophie des trois premiers muscles intercostaux, et du pectoral. Il existe en ce point une vaste caverne de la dimension d'un œuf avec tous les signes caractéristiques : souffle, voix amphoriques et gargouillement. En arrière et du même côté droit, de la matité aux deux tiers supérieurs, des râles muqueux, à grosses et à moyennes bulles.

A droite sous la clavicule, nous constatons une autre caverne de la dimension d'une pièce de cinq francs, et en arrière du souffle tubaire au niveau du hile et des râles crépitants disséminés dans le tiers supérieur du poumon.

Sur l'instance du mari qui vient nous prier, après une dizaine de jours, de faire à sa femme des injections de notre tuberculine, fut-ce seulement pour donner une satisfaction et de l'espoir à la malade, nous nous y décidons. Le traitement est donc commencé vers la fin janvier par la tuberculine N° 3, à raison de deux par semaine. Le 4 mars, nous faisons la première injection N° 2 et les continuons jusqu'à fin avril. L'amélioration de l'état général et des lésions est tellement surprenante que nous avons nous-même peine à y croire. La malade vient à notre cabinet, fait tout ce trajet, environ 500 mètres, à pied sans en éprouver trop de fatigue ou d'essoufflement. La température ne dépasse pas 37° 8 le soir, l'appétit est bon et soutenu, les nuits tranquilles sans toux, la malade nous affirme qu'elle ne tousse plus que le matin et le soir en se couchant. L'expectoration est encore assez abondante, le matin seulement après sa quinte de toux habituelle, la malade *vide son sac*. L'auscultation permet de constater que les cavernes sont en bonne voie de cicatrisation.

Injections de tuberculine N° 1, deux par semaine du 3 mai au 30 juin, époque à laquelle nous terminons le traitement.

Nous avons eu le plaisir de faire examiner notre malade par notre confrère le Dr Jullien, de Soudron (Somme), venu expressément à Paris pour nous demander des explications sur notre traitement, avant de l'appliquer à une jeune fille de ses clientes. Le docteur Jullien a pu constater, comme nous, cette guérison clinique surprenante, que nous étions bien loin d'espérer lorsque nous vîmes la malade pour la première fois.

A cette époque, Mme H. Th. avait engraissé de 7 kilog., toussait seulement un peu le matin, ne crachait presque plus, il ne restait que du souffle au niveau des lésions.

Disons, en passant, que le Dr Jullien n'a plus hésité à traiter sa cliente d'après notre méthode, et aujourd'hui même, le 7 octobre 1899, nous recevons une lettre du père de la malade où il nous dit : « Nous constatons un mieux encore plus sensible ; elle tousse moins, « repose bien toute la nuit, ses forces reviennent et l'appétit est « meilleur. »

Observation XII

Edouard V., âge de 27 ans, marié, employé dans une administration, vient nous consulter le 18 février 1899. Il nous dit qu'il ne s'est point enrhumé et que cependant il tousse depuis bientôt deux mois, qu'il a remarqué que ses crachats contiennent souvent un peu de sang, qu'il a perdu l'appétit, qu'il éprouve de la faiblesse surtout l'après-midi et se réveille quelquefois la nuit en pleine transpiration.

Cependant, sur des questions que nous lui posons, il ajoute qu'une de ses sœurs est morte d'une bronchite mal soignée, après deux ans de maladie, que ses parents sont encore vivants et bien portants, qu'il pesait 74 kilog. avant de commencer à tousser et que son poids actuel n'est plus que de 68 kilog. ; enfin, qu'il se sent essoufflé dès qu'il marche pendant un quart d'heure et ne peut rentrer chez lui sans s'arrêter quelques instants à chaque étage, pour reprendre haleine et laisser se calmer les palpitations.

Pendant que le malade quitte ses vêtements afin que nous puissions l'examiner, il est pris d'une quinte de toux assez forte et nous constatons que les crachats qu'il rend, bien qu'étant muqueux et aérés, contiennent du sang rouge en quantité modérée.

Le malade présente au sommet des deux poumons des signes qui accusent, à gauche, un foyer d'indurations correspondant en avant à la région sous-claviculaire et en arrière, à la partie moyenne de la fosse sous-épineuse.

A droite et dans un point à peu près symétrique, on constate aussi des signes d'induration accompagnés de rares crépitations.

Nous conseillons à M. Edouard V. de ne prendre aucun médicament, de ménager autant que possible ses forces sans toutefois interrompre ses occupations, et lui faisons le même jour une injection de tuberculine N° 3, que nous continuons à raison de deux par semaine jusqu'au 21 mars. Du 24 mars à fin avril le malade reçoit 8 injections de tuberculine N° 2, et pendant le mois de mai six injections du N° 1.

Les résultats de ce traitement ont été les suivants : Il n'y a plus eu de crachements de sang depuis le 20 février, *c'est-à-dire après la première injection de tuberculine N° 3*. Le 30 avril, jour où la dernière injection de tuberculine N° 1 a été faite, le malade accuse un poids de 74 k. 500. Il ne tousse plus depuis deux mois, marche et monte les escaliers sans éprouver la moindre fatigue ni essoufflement.

La sonorité de la poitrine est normale, sauf un peu d'obscurité limité dans la portion externe de la région sous-claviculaire gauche. En ce point seulement, existe un léger accroissement de vibrations.

CONCLUSIONS

A la seule lecture de l'exposé de notre méthode de traitement de la préparation de notre tuberculine, des résultats qu'elle a donnés à ceux qui n'ont pas hésité à en faire l'essai, et qu'elle donnera certainement à ceux qui voudront suivre cet exemple, ces conclusions se présentent d'elles-mêmes à l'esprit :

1° Les détails précis, circonstanciés, dans lesquels nous sommes entré sur le mode et les diverses phases de préparation de notre tuberculine, ne laissent aucun point obscur à l'examen ou au contrôle de ceux de nos confrères qui sont familiers avec les travaux de laboratoire. Notre technique est conforme aux prescriptions de la science, et sa publication même, mise à la portée de tous, apparaîtra sans doute comme la preuve indéniable que nous n'avons eu eñ vue que l'intérêt général ;

2° De la discussion, à laquelle nous nous sommes livré, il ressort clairement que notre tuberculine, à l'exemple de tous les produits actuellement utilisés en sérothérapie que nous avons passés en revue, présente des variations de certitude dans ses effets, suivant qu'elle est appliquée à l'homme ou aux animaux et suivant le moment où on l'applique.

Si le cobaye, ce réactif par excellence de l'infection tuberculeuse, n'est donc pas susceptible de guérir par cette tuberculine, une fois tuberculisé, il ne s'en suit aucunement qu'il faille priver l'homme tuberculeux de cet agent thérapeutique. Quel que soit l'intérêt indiscutable que présentent les faits d'ordre expérimental, ils doivent céder le pas aux faits cliniques, dont l'intérêt est bien plus grand encore pour le médecin, et, certes, en font foi les observations qui précèdent, et que nous n'avons pas crû devoir publier en plus grand nombre, quelque important qu'en soit notre dossier, pour ne pas fatiguer l'attention par la répétition de mêmes faits, presque toujours semblables ;

3° De l'étude de ces observations, il résulte — et nous y insistons d'une façon toute particulière — qu'il faut faire le diagnostic de la tuberculose pulmonaire au début, et avec le plus grand soin, ne pas s'attarder en des médications palliatives, recourir aussitôt aux injections de cette nouvelle tuberculine, et les poursuivre sans se décourager (voir la sixième observation du Dᵣ Aillaud) jusqu'à guérison affirmée.

Ainsi, sommes-nous arrivé nous-même, dans des cas où la patience est nécessaire aussi bien au malade qu'au médecin, à avoir raison du mal, non pas le plus aigu, mais le plus enraciné, dont la cure avait tardé cinq, six, huit ou dix mois à se produire. Et ce n'est, certes, pas prendre patience trop longtemps, que de n'obtenir, même qu'au bout d'un an, la guérison d'une maladie dont on avait pris l'habitude de désespérer ;

4° Enfin, que ce soit dans les cas, dont nous avons publié les observations, que ce soit dans tous les autres que nous avons traités en très grand nombre, et sur lesquels nous avons conservé par devers nous des notes très détaillées, jamais il ne s'est produit, du fait des injections de cette nouvelle tuberculine, faites avec soin, ni accidents locaux, ni phénomènes généraux, et c'est en toute sécurité, nous l'affirmons, que nos confrères peuvent en faire l'emploi.

Acquérir à la cure du fléau tuberculeux un traitement qui peut ne pas en guérir indistinctement tous les cas — nous l'avons déjà dit — et nous n'avons, en effet, jamais rien voulu afffirmer jusqu'à présent, après expériences répétées, pour la phtisie aiguë et la tuberculose aiguë — mais un traitement, qui, dans tous les cas de tuberculose pulmonaire *chronique*, donnera sûrement toute satisfaction au praticien, tel est le but que nous nous sommes proposé.

Nous estimons aujourd'hui l'avoir atteint, et, avec ceux de nos confrères qui, sans préventions ni parti-pris, se seront convaincus de l'utilité d'appliquer notre méthode, nous arriverons à démontrer, par la pratique, que Laënnec avait grandement raison d'affirmer, en théorie, que « la tuberculose pulmonaire n'est pas incurable ». Et si, avec eux, nous parvenons, comme c'est notre espoir, à diminuer dans de notables proportions la statistique de ses ravages, nous nous regarderons comme récompensés de nos travaux par la pensée d'avoir ainsi contribué au soulagement de cette partie trop importante de nos misères humaines.

Paris, Octobre 1899.

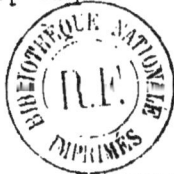

Imprimerie Spéciale du " Petit Niçois', 43, boulevard Dubouchage et 15-17, rue Deloye

263